公众健康素养图解

健老
饮人
食

U0297258

中国保健协会科普教育分会　组织编写

中国健康传媒集团
中国医药科技出版社

内 容 提 要

针对老年人主要饮食健康问题和健康需求的变化，本书从基本知识与理念、健康生活方式与行为、基本技能三个方面，向老年人传播食物营养、饮食安全、饮食习惯等方面的科学知识，提升老年人食品安全意识和健康素养，促进健康长寿。

图书在版编目（CIP）数据

老年人健康饮食 / 中国保健协会科普教育分会组织编写. — 北京：中国医药科技出版社，2020.1

（公众健康素养图解）

ISBN 978-7-5214-0008-3

Ⅰ．①老…　Ⅱ．①中…　Ⅲ．①老年人－营养卫生

Ⅳ．① R153.3

中国版本图书馆 CIP 数据核字（2019）第 274048 号

美术编辑　陈君杞

版式设计　锋尚设计

出版　**中国健康传媒集团** | **中国医药科技出版社**

地址　北京市海淀区文慧园北路甲 22 号

邮编　100082

电话　发行：010-62227427　邮购：010-62236938

网址　www.cmstp.com

规格　880×1230mm　¹/₃₂

印张　3¼

字数　66 千字

版次　2020 年 1 月第 1 版

印次　2023 年 4 月第 5 次印刷

印刷　三河市万龙印装有限公司

经销　全国各地新华书店

书号　ISBN 978-7-5214-0008-3

定价　35.00 元

获取新书信息、投稿、为图书纠错，请扫码联系我们。

出版者的话

　　健康是我们每一个人的愿望和追求，健康不仅惠及个人，还关系国家和民族的长远发展。2016年，党中央、国务院公布了《"健康中国2030"规划纲要》，健康中国建设上升为国家战略，其中健康素养促进是健康中国战略的重要内容。要增进全民健康，首要的是提高健康素养，让健康知识、行为和技能成为全民普遍具备的素质和能力。

　　"健康素养水平"已经成为《"健康中国2030"规划纲要》和《健康中国行动（2019—2030年）》的重要指标。监测结果显示，2018年我国居民健康素养水平为17.06%，而根据《国务院关于实施健康中国行动的意见》目标规定，到2022年和2030年，全国居民健康素养水平分别不低于22%和30%。要实现这一目标，每个人应是自己健康的第一责任人，真正做好自己的"健康守门人"。提升健康素养，需要学习健康知识，并将知识内化于行，能做出有利于提高和维护自身健康的决策。

　　将科学、权威、易懂的健康知识有效地传递给更多读者，服务大众健康，是我们中国医药科技出版社始终坚持的目标和宗旨。为助力健康中国建设，助推国民健康素养水平提升，我社特邀中国保健协会科普教育分会组织健康领域专家编写了本套"公众健康素养图解"。本套丛书以简练易懂的语言和图示化解读的方式，全面介绍了膳食营养、饮食安全、合理用药、预防保健、紧急救援、运动保护、心理健康等维护健康的知识与技能，并且根据不同人群特点有针对性地提出了健康促进指导。

一个人的健康素养不是与生俱来的，希望本套丛书能帮助读者获取有效实用的健康知识和信息，形成健康的生活方式，实现健康素养人人有，健康生活人人享。

中国健康传媒集团

中国医药科技出版社

2019年10月

前言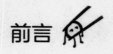

　　《中国食物与营养发展纲要（2014—2020年）》中提出："开展老年人营养监测与膳食引导，科学指导老年人补充营养、合理饮食，提高老年人生活质量和健康水平。"

　　《"健康中国2030"规划纲要》中指出："全民健康是建设健康中国的根本目的"，截至2018年底，我国60岁以上老年人口达2.5亿，占全国总人口的17.9%，老年人是全民健康中的重点人群。提升老年人健康素养是促进全民健康生活方式形成、改善全民健康状况的重要策略和措施，也是健康中国建设的重要抓手。

　　随着年龄增长和身体成分改变，老年人机体的多项功能出现不同程度衰退，如咀嚼和消化能力下降，酶活性和激素水平降低，视觉、嗅觉、味觉等感官反应迟钝，肌肉萎缩、瘦体组织减少等，这些变化明显影响老年人食物摄取、消化和吸收能力。与普通成年人相比，老年人在能量和营养素摄入量、食物种类、形式、数量、饮食习惯等方面具有特殊要求。膳食营养、安全是保证老年人健康的基石，与老年人生活质量、家庭幸福、医疗负担、社会经济发展都有着密切关系。

本书以老年人群中存在的主要饮食安全和膳食营养问题为导向，从基本知识和理念、健康生活方式与行为、基本技能等方面，介绍了老年人应如何掌握膳食平衡基本原则，合理选择食物，关注饮食安全，建立良好健康的生活方式，提升老年人健康素养和健康水平。

　　衷心希望每一位读者能在简单易懂的图解中获取健康的知识和信息，加强食品安全意识，提升食品安全素养，养成健康的饮食方式与行为，掌握饮食健康技能，有效地促进健康，增进幸福。

编　者

2019年10月

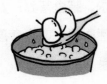

目录

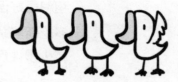

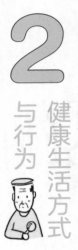

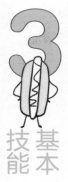

基本技能

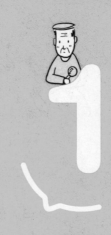

1
基本知识和理念

老年人每天至少摄入12种及以上的食物，可少食多餐

老年人保证每天摄入充足的食物，应平均每天摄入12种以上的食物或每周摄入25种食物，且要尽量达到推荐的食物量。

早餐

1~2种主食，1个鸡蛋，1杯奶，最好有蔬菜或水果。

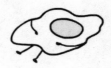

中餐

晚餐

各有1~2种主食，1~2个荤菜，1~2种蔬菜，1种豆制品。

各餐饭菜温度适中，色香味形宜人，尽量避免重复。

对于正餐摄入量有限、高龄老人和身体虚弱以及体重出现明显下降的老年人，可以采取少量多餐的方法保证充足食物摄入。

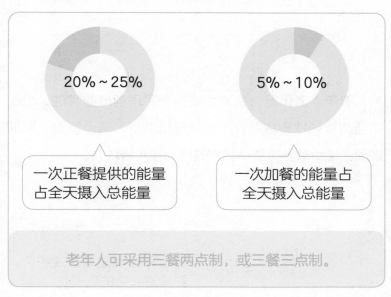

20%～25%

5%～10%

一次正餐提供的能量占全天摄入总能量

一次加餐的能量占全天摄入总能量

老年人可采用三餐两点制，或三餐三点制。

建议用餐时间

早餐7:00—8:00
午餐11:30—12:30
晚餐17:30—18:30
睡前一个小时内不建议用餐，避免影响睡眠。

老年人不必每天只吃三餐，每餐吃得过饱。可以根据自己的具体情况确定每天吃几餐，加几餐，每餐的食量和食物，加餐与正餐相互弥补，满足食物和营养素需要的同时，与自身消化功能相适应。

1 基本知识和理念

老年人消化吸收功能减退，清淡饮食有益肠胃健康

　　老年人消化器官生理功能出现不同程度的减退，咀嚼功能和胃肠蠕动减弱，消化液分泌减少，清淡饮食、粗细搭配、均衡营养有益于肠胃健康，预防慢性病。

老年人消化功能特点

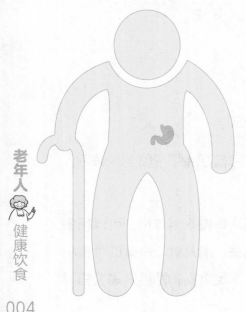

- 牙齿存在明显磨损或脱落，影响对食物的咀嚼。

- 味蕾数目减少，味觉降低，食欲下降。

- 胃肠道黏膜萎缩，运动能力降低，蠕动缓慢、无力，易导致消化不良、便秘。

- 消化腺体萎缩，消化液分泌量减少，消化能力下降。

- 小肠壁内层黏膜变薄，平滑肌逐渐萎缩，吸收功能减退。

　　老年人在日常饮食中应注意控制烹调油脂和食盐摄入量。

多食用

土豆、黄豆、冬瓜、黄瓜、苹果等高钾低钠的食物。

少用

除食盐以外的味精、小苏打、酱菜、泡菜、卤菜等高钠食品。

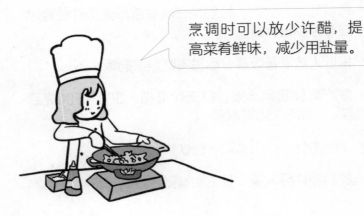

烹调时可以放少许醋，提高菜肴鲜味，减少用盐量。

1 基本知识和理念

老年人食不过量，减轻胃肠负担，保护肝肾功能

随着年龄的增长，人体基础代谢所需的能量逐渐减少，60～69岁约减少20%，70岁以上约减少30%。老年人血脂易偏高，动脉粥样硬化、冠心病等发病率呈逐渐上升的趋势。研究表明，这些慢性疾病与老年人长期摄食过量有关。

饮食有节、食不过量，既符合老年人生理功能的变化，减轻胃肠负担，又减少代谢产物，保护肝肾功能。因此，老年人，尤其是肥胖的老年人要注意食不过量。

- 每餐吃七八分饱，特别是在晚餐或享受美味佳肴时注意控制进食量。

- 根据人数准备饭菜，尽量不吃剩菜剩饭。

- 多吃新鲜蔬菜水果，每天保证摄入300～500克蔬菜，200～350克水果。

- 少吃肉食，少喝酒和含糖饮料。

- 控制零食摄入量，避免能量摄入过剩，影响健康。

食疗不能除百病，适当运动对老年人健康有益

🔊 五谷为养，蔬果为助，人体需要通过摄入五谷和蔬果来获得营养。

身体除了营养之外，还需要运动，如果不运动，器官组织会衰退，抗病能力也会减弱，不利于身体健康。特别是对于老年人，随着年龄增长，全身各系统功能逐渐衰退，适应能力和抵抗力减弱，更需要坚持运动，强身健体。

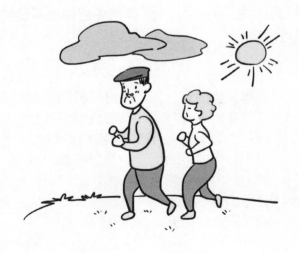

生命在于运动，老年人坚持每天运动，而且多做户外运动，可以增强体质、减少疾病、促进健康。步行、慢跑、游泳、体操、太极拳、广场舞、各种球类活动等都是适合老年人的运动项目。

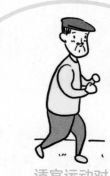

适宜运动对
老年人健康的益处

① 维持健康体重和骨骼健康

② 改善心脏功能

③ 改善呼吸功能

④ 改善消化吸收功能

⑤ 增强肌肉和关节功能

⑥ 改善中枢神经系统的调节能力

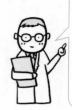

老年人应注意，运动强度、时间和频率要根据自身的生理特点和健康状况来选择，量力而行，以轻微出汗、自我感觉舒适为度。（170-年龄）为运动的目标心率，（220-年龄）则为运动后最高心率。最好能坚持每天进行运动，或每周户外锻炼3～5次，户外活动时间至少每天半小时～1小时。

老年人胃肠较脆弱，
尽量不吃剩饭菜

　　无论外出就餐，还是在家做饭，我们经常不可避免地会剩菜、剩饭。很多人都会选择把剩菜剩饭留到下顿热热继续吃，特别是老年朋友们，舍不得扔，这种做法还是有一定健康风险的。剩菜剩饭到底应该留着还是倒掉呢？应该坚持"剩荤不剩素，凉菜都别留"的原则。

蔬菜最不应该保存

　　蔬菜从肥料及土壤里吸收的硝酸盐，会慢慢被细菌还原成可能对人体致癌的亚硝酸盐，而亚硝酸盐在久置的剩菜里含量最高。此外，绿叶蔬菜中的维生素，经过反复加热几乎消失殆尽。

　　因此，无论是清炒的素菜还是凉拌菜都不宜保存。

1 基本知识和理念

海鲜不值得留

吃海鲜强调味道鲜美，放置过夜会使它们鲜味全失，因此最好一顿吃完。

纯肉制品或炖肉先冷冻

保存这类食物最好选择玻璃器皿或有釉质的瓷器，冷冻保存。因为一些塑料器皿中所含的有害物质是脂溶性的，它们会随着油脂渗入食物中。

荤素搭配的炒菜、炖烧菜等富含油脂的菜肴也一样。

主食保存时区别对待

馒头、花卷及饼类如果无法预计何时吃完，可以先放入冷冻层，−15℃一般能保存一周左右。米饭和粥类由于水分较大，最好密闭冷藏，在24小时内食用。饺子、包子等带馅主食最好冷冻保存。

老年人肝脏解酒能力减弱，过量饮酒有害健康

老年人各器官功能逐渐衰退，肝脏解酒能力也减弱，饮用相同量的酒，年轻时可能没感觉，但老年时就可能醉倒。老年人应尽量不喝酒，如饮酒应限量，尽可能饮用低度酒。

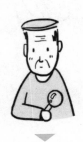

患有这些疾病的老年人不宜饮酒

肝功能不全

肿瘤

胰腺炎

糖尿病

胃炎

心功能不全

高脂血症

动脉粥样硬化

癫痫

肝硬化

痛风

高血压

中风

脑血管疾病

老年性痴呆

心律不齐

有高尿酸血症的老年人不能大量饮用啤酒。

对酒精过敏者、有营养不良、正在服用可能与酒精产生作用药物的老年人不宜饮酒。

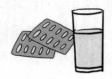

空腹饮酒，酒精直接刺激胃壁，易引起胃炎、胃溃疡，不利于健康，应尽量避免。

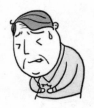

先吃菜后喝酒，能使胃内酒精浓度相对降低，减弱酒精对胃的刺激和伤害。

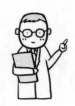

酒精可以与很多药物发生反应，影响药物吸收和代谢，降低药效或增加药物不良反应，因此，老年人在服药期间不能饮酒。

老年人不要盲目减肥，应保持健康体重

体重过轻	体重过重
"千金难买老来瘦"的说法不科学，可能使机体抵抗力下降，甚至患营养缺乏病。	体重过重则易导致老年人患上糖尿病、高血压、高脂血症、痛风等慢性疾病。

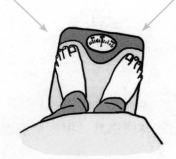

因此，老年人应从膳食营养和运动方面采取积极措施，保证适宜的食物量、足够的营养素摄入和适当的运动，将体重维持在适宜范围内，预防营养不足或过多，提高健康水平。

老年人的健康体重以体质指数BMI来衡量，适宜的BMI范围为21.0~26.9，＜21.0为消瘦，而＞26.9为超重。

体质指数（BMI）＝体重（kg）/［身高（m）］²

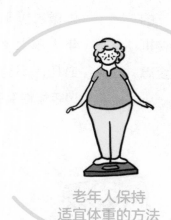

老年人保持
适宜体重的方法

① 知道自己的体质指数，根据情况增重、保持或减重。

② 每周或每月定期测量体重，适时调整饮食和运动，保持体重在适宜范围内。

③ 摄入的能量和消耗的能量达到平衡，做到"吃动两平衡"。超重的老年人清淡饮食，坚持运动；消瘦的老年人增加餐次，适当运动。

食物相克论并不存在

所谓菠菜-豆腐、虾-水果、黄瓜-花生、柿子-酸奶、啤酒-海鲜，以及诸如此类的所谓的食物相克，都是没有科学根据的。

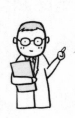

《中国居民膳食指南（2016）》中指出，到目前为止也没有看到在现实生活中真正因为"食物相克"导致食物中毒的案例和相关报道，"食物相克导致人死亡"的说法往往只是偶然巧合，或是发生食物中毒，或食物过敏导致严重的过敏反应，并非"食物相克"。

虽然"食物相克"并不存在，但对于含有草酸、植酸、鞣酸的食物，我们平时食用的时候注意烹饪方法，可以大大降低餐后不适的概率。如果是蔬菜类的，比如菠菜和豆腐一起吃的时候，可以选择将菠菜焯水后再与豆腐一同食用；如果是水果类的，比如柿子可以选择去皮后再食用，且不要长期大量摄入诸如含有鞣酸较高的柿子之类的食物，做到饮食多样性，均衡搭配。

1 基本知识和理念

根据自身需求选择保健食品

随着年龄增长，人体各项功能会出现不同程度的衰退，如咀嚼、消化能力下降、视力、听力衰退、睡眠不好、肌肉萎缩、骨质疏松等。很多老年人认为年龄到了，需要吃点保健食品，延缓衰老，改善生活质量。但不能盲目服用保健食品，应根据自身情况科学选择，避免以下误区。

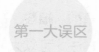

第一大误区

保健食品当药吃。有些老年人认为保健食品能治病，而且没有副作用，比吃药好，这其实是一种错误的认识。拒绝就医吃药，只吃保健食品，是很危险的。保健食品只能预防和调节机体的亚健康状态，不能代替药物治疗疾病，把保健食品当药吃会延误治疗时机，加重病情。

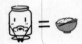

第二大误区

保健食品当饭吃。忽视膳食营养摄入，认为通过服用各种保健食品就能补充身体所需，也是不对的。从营养学角度上，只有食物品种多样，才是使人体获得全面均衡营养的最好途径。

第三大误区

保健食品多多益善。老年人觉得年纪大了，身体状况逐渐走下坡路，应该多补，保健食品吃得越多越好。但其实过量摄入的营养不但不能被身体吸收，还会给身体造成代谢负担，营养比例的失衡还可能对机体造成其他伤害。

对于老年人来说，应尽量通过合理膳食来满足身体对营养素的需要，定期体检，当饮食不能满足营养需求时，最好在营养师或医师指导下，根据具体情况选择适合的保健食品。

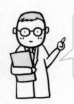

选购保健食品时注意阅读功效、营养标签、适宜人群等信息，选对产品，吃对剂量。

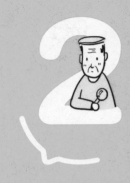

二 健康生活方式与行为

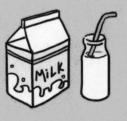

老年人饮食不要过分"忌口"

不少老年人会出现牙齿缺损，咀嚼吞咽能力和消化功能减退，食欲下降，摄入的食物减少，尤其是蛋白质摄入不足，而老年人对肉、蛋、奶等优质蛋白质食物摄入量不够易造成营养不良。

吃素等同于养生 ✕

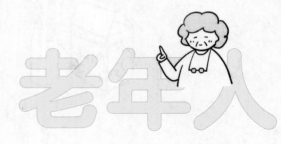

吃素等同于养生的观念是错误的，在饮食上过于苛刻，特别是对于老年人来说，不吃动物性食品会造成营养素摄入不均衡、蛋白质摄入不足，诱发营养不良。

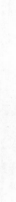

老年人 健康饮食

老年人

营养不良对老年人来说危害较大，身体消瘦易出现机体免疫力下降，各种疾病接踵而至。

膳食摄入不均衡导致蛋白质、铁、叶酸、维生素B_{12}等造血原料缺乏，易造成老年人营养性贫血，不利于身体健康。

2 健康生活方式与行为

老年人选择和制作谷类食物时，要做到粗细搭配、适度加工

　　谷类为主是平衡膳食的基础，以谷类为主的膳食模式既可提供充足的能量，又可避免摄入过多脂肪及含脂肪较高的动物性食品，有利于预防相关慢性疾病的发生，老年人选择和制作谷类食物时宜多样化，粗细搭配。

长期吃精白米面易引起B族维生素和膳食纤维摄入不足。

老年人可以适当多吃些小米、高粱、玉米、燕麦、绿豆、红小豆等粗粮，适当增加一些加工精度低的米面。

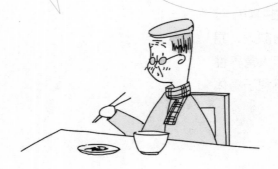

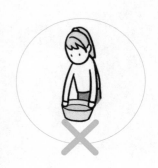

在制作米面食品时，不要过度淘洗、反复搓揉，会使米粒外层营养素大量丢失。

老年人咀嚼和消化能力减弱，米饭、粥、各种面食要松软易消化。

烹调谷类食物不宜加碱，以免破坏B族维生素。少用油炸的方式制作谷类食物，会破坏谷类中的营养素，油条、炸糕、油饼、麻花、炸馒头等老年人应尽量少吃。

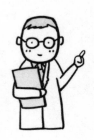

素养12

粗粮虽好但不适宜所有人

粗粮中含有大量膳食纤维，有助于促进肠道蠕动、缓解便秘，改善肠道环境，降低肠癌发病率。粗粮是补充B族维生素和矿物质很好的来源，避免发生维生素缺乏症。但粗粮较难消化，并不是所有人都适合多吃粗粮。

贫血、缺钙的老年人

消化功能差的老年人

老年痛风患者

粗粮不适宜人群

老年肾病患者

老年人健康饮食

消化功能差的老年人 	老年人消化功能比较弱，特别是胃肠功能较差的老年人，粗粮与胃肠道产生物理摩擦，容易造成黏膜损伤，甚至溃疡。由于粗粮含有较多的膳食纤维，不易消化，膳食纤维会在肠道细菌作用下产酸产气，引起不适，容易胀气的老年人也不建议食用。
贫血、缺钙的老年人 	粗粮中的膳食纤维、草酸、植酸含量较高，影响钙、铁的吸收，贫血、缺钙的老年人要少吃粗粮。
老年痛风患者 	痛风与嘌呤代谢紊乱或尿酸排泄减少所致的高尿酸血症直接相关。粗粮中杂豆类的嘌呤含量较高，易引起尿酸增高，老年痛风患者急性期应尽量避免食用。
老年肾病患者 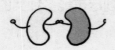	粗粮中蛋白质、钾、磷等含量较高，会加重肾脏的负担，进而影响肾脏功能，肾病患者食用粗粮时要控制好量，不要过多食用。对于较严重的肾病患者，需要严格控制非优质蛋白质的摄入量，应避免吃粗粮。

多吃新鲜蔬果，有益于老年人肠道健康，减少慢性疾病风险

蔬果富含维生素、矿物质、膳食纤维等多种营养物质，且能量低，对满足人体微量营养素的需要、保持肠道正常功能以及降低高血压、冠心病、糖尿病、肥胖、白内障等慢性病发生风险等具有重要作用。

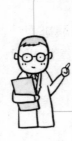

蔬果中的各种植物化合物、有机酸和芳香物质等成分，能增进食欲，帮助消化，促进身体健康。

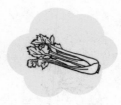

老年人选用蔬菜时

- 保证每餐1~2种蔬菜，一周内吃到尽可能多种类的蔬菜。
- 多吃深绿色、深红色、橘色、紫色等深色蔬菜，促进食欲，有助于清除氧自由基、抗氧化损伤等。

- 经常吃白菜类、甘蓝类、芥菜类等十字花科蔬菜，以及葱、蒜、韭菜、洋葱等蔬菜。
- 木耳、香菇、银耳、紫菜等菌藻类食物富含植物多糖，具有抗氧化、抑制肿瘤等作用，老年人可以经常选用。
- 蔬菜尽可能吃新鲜的，现做现食，保存时间不要过长。
- 少吃钠、亚硝酸盐含量较高的腌制蔬菜。
- 对牙齿不好的老年人，可将蔬菜切碎捣烂，制成蔬菜浆或蔬菜泥，助于更好地消化吸收。

老年人选用水果时

- 每天选择2~3种水果，多选择深红色、深黄色水果，可适当选择野果。
- 老年人不宜一次进食大量水果，避免引起血糖升高和胃肠道不适，可以少量多次食用。
- 多选新鲜、成熟的水果，营养价值比存放过久的水果更高。
- 腐烂霉变的水果不能吃，以免食物中毒。
- 牙齿不好的老年人可以将水果切成薄块，或制成水果泥、水果汁食用。消化功能弱的老年人可将水果煮熟后食用。

每日少量多次足量饮水，减缓老年人隐形缺水

与中青年人相比，老年人对失水与脱水的反应不敏感，口渴感觉较迟钝，特别是在环境温度和湿度升高的情况下，水分摄入不足的风险增加。

科学、充足地饮水可以保证消化液正常分泌，还有助于将有害物质排出体外，对老年人健康非常重要。

每日饮水量不少于1200毫升

老年人每天摄入蔬菜水果较少，食物摄入量也较少，营养物质产生的代谢水达不到300毫升，因此饮水量应根据饮食情况适当增加，最少每天饮水1200毫升。

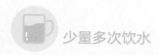 **少量多次饮水**

一次性大量饮水会加重胃肠负担，稀释胃液，不利于消化。老年人应少量、多次喝水。

 晨起一杯白开水

起床后喝一杯白开水，及时降低血液黏度，增加循环血容量，加快代谢废物排出体外。晨起喝盐开水可使盐摄取过多，不建议老年人这样做。

 饮用白开水或淡茶水

老年人最好喝白开水或淡茶水，绿豆汤、米汤、鲜果汁、牛奶也是补充水分的好途径，可以根据每天膳食情况调整。

 睡前1~2小时喝水

睡前喝水可以降低夜间血液黏稠度，但老年人睡前喝水量不宜过多，以免增加夜尿次数，影响睡眠。老年人睡前避免喝浓茶或咖啡，可能影响睡眠。

 特殊情况下多喝水

老年人运动前后要多喝水，及时补充水分，如果运动强度较大，还要注意补充矿物质。气温较高的夏季，老年人也要注意多喝水。

老年人应按照四季变化，采用相应的饮食养生方法

　　四季的变化会给老年人的生理活动也带来一定的变化，所以老年人在饮食上也应该因时而变。

春季

　　春季中自然界的阳气逐渐由弱转盛，人体内的阳气也开始逐渐提升。

　　老年人在饮食上，宜清淡可口，忌油腻、生冷、黏硬食物，多选用既利于升发，又富有营养之品，如黄豆芽、绿豆芽、葱、蒜、香菜、蜂蜜之类。还要多吃一些新鲜蔬菜，如春笋、菠菜等，将聚集一冬的内热散发出去。

　　春季一般无进补的必要，对于体虚的老年人，可在医生指导下适当进补。

夏季

由于老年人胃肠功能弱，夏季饮食一定要讲究卫生，不可吃腐烂变质食物。三餐以清淡饮食为主，荤食与蔬菜配制合理，可多食青菜、瓜类、豆类等蔬菜，辅以肉类食物，以猪瘦肉、鸡肉、鱼虾为好。要按时进餐，少吃生冷食物。及时饮水以补充水分，绿茶、牛奶、豆浆、蜂蜜水、果汁等均可适量饮用。

秋季

秋季是老年人适宜进补的季节，秋季进补应选用"防燥不腻"的平补之品。具有这类作用的食物有茭白、南瓜、莲子、桂圆、黑芝麻、红枣、核桃等。另外，秋季是易引起口干等"秋燥症"的气候，应选用滋养润燥、益中补气的食物，这类食物有银耳、百合等，可起到滋阴、润肺、养胃、生津等补益作用。

冬季

冬季天寒，阴盛阳衰，老年人饮食应以温补助阳的食物为主，注意补肾益精。可以多吃羊肉、鸡肉等热性食物。老年人血液循环比较慢，血流量减少，容易使体内缺铁，应该多吃含铁量较高的食物，如瘦肉、鱼、菠菜等。冬季时老年人不要吃太多生冷食物，否则容易伤胃。

按需选择奶制品，保证每日钙所需，
保护老年人骨骼和牙齿健康

　　奶类是营养成分丰富、组成比例适宜、宜消化吸收的天然食品，可以提供优质蛋白质、钙、维生素B$_2$等营养物质，其中的乳糖能促进钙、铁、锌等矿物质的吸收，是膳食中优质钙和优质蛋白质的重要来源。

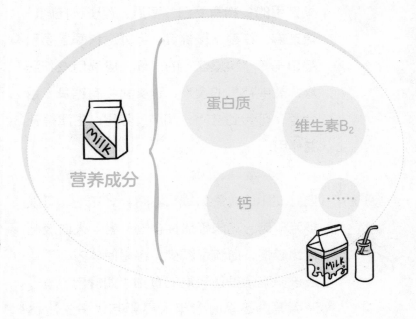

保证钙摄入

老年人由于摄食量减少、内分泌失调、缺乏运动等因素，往往会出现钙、磷代谢失调，骨钙流失，易发生骨质疏松症。奶类中不仅钙含量丰富，而且易吸收，每天保证饮奶300克或相当量的奶制品，有益于推迟或减轻老年人骨质疏松的发生，维持骨骼和牙齿的健康，预防控制钙缺乏相关疾病。

预防慢性疾病

增加摄入低脂奶及其制品可降低乳腺癌发病风险，患有高脂血症的老年人选用低脂或脱脂奶及其制品可减少脂肪摄入量，有利于心血管疾病、糖尿病、痛风等慢性疾病的预防。

其他奶制品

酸奶经过益生菌发酵，其中的乳糖、蛋白质和脂肪都有部分分解，更易被人体消化吸收，酸奶摄入可改善乳糖不耐症状，有助于便秘的改善，辅助改善幽门螺杆菌的根除率。有乳糖不耐症的老年人可以选用酸奶、奶酪等奶制品。

豆浆和牛奶营养特点各不同，建议老年人两种都要喝

豆浆和牛奶属于不同种类的食物。

营养成分	豆浆	牛奶
蛋白质	两者含量相当	
饱和脂肪酸	<	
碳水化合物	<	
胆固醇	无	有
植物甾醇	丰富	无
钙	远低于牛奶	
锌、硒、维生素A、维生素B_2	<	

两种食品营养上各有特点，不能互相替代。建议老年人两种都要喝，营养上互补。患有心脑血管疾病的老年人或围绝经期妇女，可以多喝豆浆和低脂牛奶。体质虚弱和血脂不高的老年人，可以多选用奶及奶制品，适量选用豆浆。

豆浆必须煮透后饮用

大豆中含有一些抗营养因子，如胰蛋白酶抑制因子、脂肪氧化酶和植物红细胞凝集素。生豆浆或未煮开的豆浆，饮用后数分钟至1小时，可能引起食物中毒，出现恶心、呕吐、腹痛、腹胀和腹泻等胃肠症状。

大豆中的这些抗营养因子热稳定性差，通过加热处理即可消除。

因此生豆浆必须先用大火煮沸，改文火蒸煮5分钟以上，待抗营养因子被彻底破坏后再饮用。

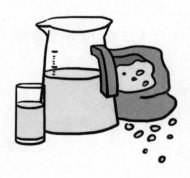

2 健康生活方式与行为

老年人要常吃鱼、禽、瘦肉，肉食多样化，不能一味吃素

一味吃素会增加心血管疾病的发病率

长期素食会导致低胆固醇血症，还易导致脑出血性中风，因为缺乏胆固醇者的血管脆性明显增高，容易破裂出血，特别是在患有高血压的情况下。

研究表明，老年妇女血液中胆固醇含量过低时，死亡率会增加4倍，其中冠心病的发病率升高是重要的原因。

一味吃素会增加抑郁症的发病率

长期素食的老年人血清胆固醇含量低，出现抑郁症的相对危险性增大。

低胆固醇可使脑内血清素再摄取速度加快，血清素有明显抑制中枢神经系统功能的作用，因此，低胆固醇血症会直接导致或加速老年抑郁症的发生。

增加肿瘤的发病率

　　素食者易出现蛋白质摄入不足，使身体抗病能力下降，导致各种疾病发生，其中也包括恶性肿瘤，特别是消化道肿瘤。

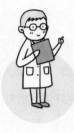

因此，老年人适当增加蛋白质的摄入是很有必要的。

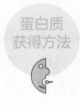

蛋白质
获得方法

猪瘦肉、牛肉、羊肉、鸡肉、鸭肉、鱼类以及海产品都含有丰富的蛋白质，鸡蛋和牛奶更是富含蛋白质的佳品。

维生素
获得方法

动物食品中还含有丰富的维生素，特别是脂溶性维生素。比如，维生素A在动物肝脏、蛋黄、奶油、虾、蟹、带鱼中含量较高。

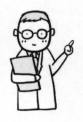

长期素食还会引起维生素B_2的缺乏，需要注意补充富含维生素B_2的食物，如动物肝肾、乳类、豆类、蛋类、香菇等。

动物内脏中胆固醇含量较高，不利于心脑血管健康，老年人不宜大量食用

　　常见的动物内脏食物，如肝、肾、心、血等，其中含有丰富的脂溶性维生素、铁、硒、锌等营养物质，健康人群适量摄入可弥补日常膳食的不足。但由于动物内脏食物中脂肪、胆固醇含量较高，不宜过多摄入，每月食用动物内脏食物**2～3次**，每次**25克**左右即可。

　　人体内胆固醇的来源有内源性和外源性两个，人体每天合成**1～1.2克**胆固醇，同时从食物中摄取外源性胆固醇。经膳食摄入的胆固醇仅占体内合成胆固醇的**1/7~1/3**。

　　《中国居民膳食营养素参考摄入量（2000年）》中膳食胆固醇上限值为300毫克，《中国居民膳食营养素参考摄入量（2013年）》中去掉了对膳食胆固醇的上限值，但这并不意味着胆固醇的摄入可以毫无节制。

　　高胆固醇血症易引起冠心病及其他动脉粥样硬化性疾病，过量摄入含胆固醇过多的动物内脏食物不利于心脑血管健康，对具有慢性病或血脂偏高的老年人，需注意限制此类食物的摄入量，不宜大量食用。

素养20

吃蛋黄不会升高胆固醇，建议老年人每天吃一个全蛋

人体自身产生的胆固醇远远高于食物中摄入的胆固醇。血液中胆固醇的来源复杂，增加饮食中胆固醇的摄入对于血液中胆固醇含量并不构成重要影响。多项医学研究表明，血胆固醇水平与摄入的脂肪总量以及身体活动水平等因素的关系更大一些，而与每日摄入的胆固醇总量关系并不大。

对于某些患有代谢性疾病的人群来说，机体调节胆固醇外源摄入和内源合成之间平衡的能力受到一定影响，额外多摄入的胆固醇会影响血脂的代谢，需要特别注意。

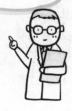

2 健康生活方式与行为

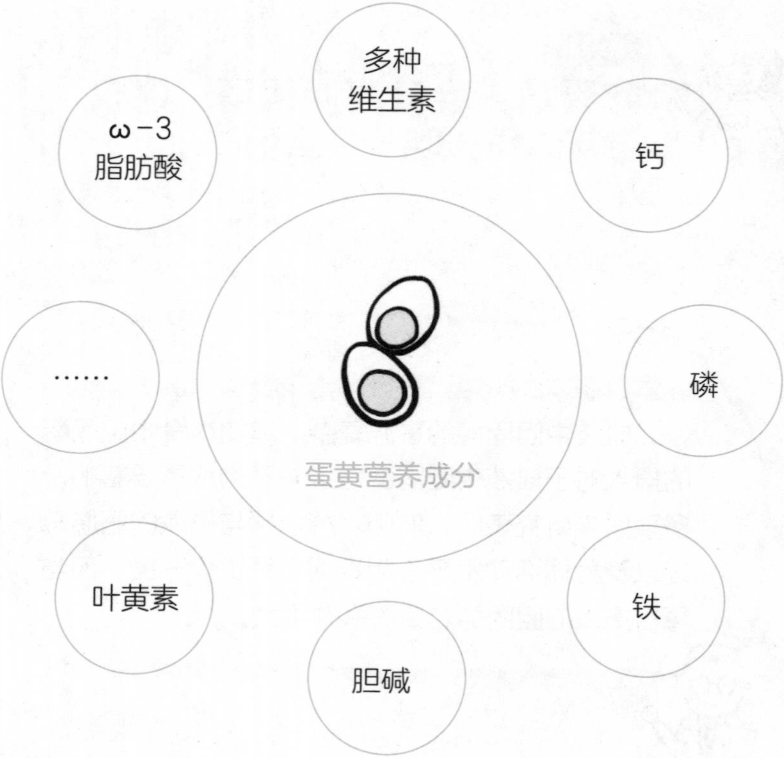

多种
维生素

ω-3
脂肪酸

钙

......

蛋黄营养成分

磷

叶黄素

铁

胆碱

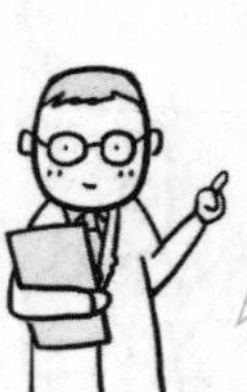

从营养角度考虑，身体健康的老年人每天吃1个鸡蛋对血清胆固醇水平影响很小，营养效益远大于其胆固醇的影响。建议老年人每天吃一个鸡蛋，蛋黄和蛋白都要吃。

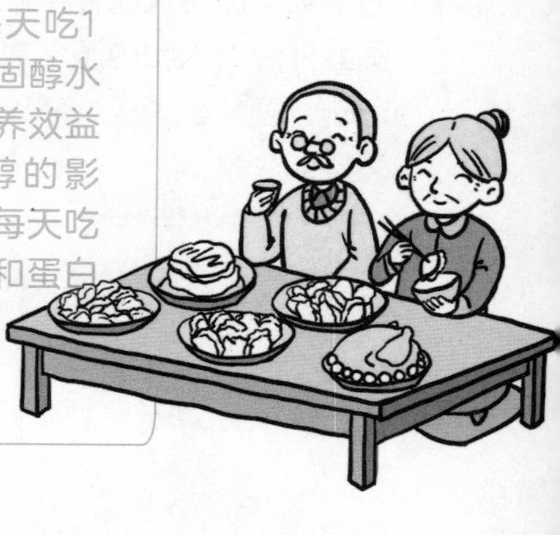

不同种鸡蛋的营养价值比较

红皮鸡蛋与白皮鸡蛋

蛋壳的颜色是由卵壳卟啉决定的，血液中血红蛋白代谢后产生卵壳卟啉的鸡，所产的蛋壳呈浅红色；不能产生卵壳卟啉的鸡，所产的蛋壳呈白色。蛋壳颜色由遗传基因决定，因此，蛋壳颜色不应作为营养价值差异的参考标准，选购鸡蛋时不需要注重蛋壳颜色。

土鸡蛋与洋鸡蛋

完全散养，没有专门饲料，以虫子、蔬菜、野草等为主要食物的土鸡所生的蛋，与养鸡场用合成饲料圈养的鸡所生的蛋，营养素含量没有显著差别，选购时根据自己需要即可。

老年人烹饪时注意减少用油量，多选用植物油，少吃动物油，经常更换用油的种类

烹调油包括植物油和动物油，是人体必需脂肪酸和维生素E的主要来源，还能促进食物中脂溶性维生素的吸收。目前我国居民烹调油摄入量过多，油脂摄入过量会增加肥胖和慢性病的风险，日常烹饪时应注意减少用油量。

定量用油

使用带刻度的油壶或油勺，坚持定量用油，控制全家每天食用的烹调油总量，逐渐养成量化用油的习惯。

老年人健康饮食

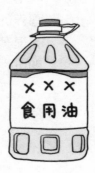

×××
食用油

少油烹饪法

蔬菜用白灼、蒸、凉拌等烹调方法，减少炒的频率；动物性食材用蒸、炖、煮、烤的方式代替油炸、油煎；用适量柠檬、辣椒等调味品，调节菜肴的口味。

合理选择用油

动物油中饱和脂肪酸含量很高，多食用不利于老年人身体健康。植物油中含较多不饱和脂肪酸，有益于身体健康。不同植物油的脂肪酸构成不同，营养特点不同，应经常更换烹调油种类，食用多种植物油。

储藏条件需注意

建议老年人购买小包装的食用油，及时用完避免油脂氧化。保存时注意在避光条件下，不要将大桶油放在灶台上。

2 健康生活方式与行为

吃点坚果有益老年人心脏健康

　　老年人因消化吸收功能减退，食物摄取量减少，易出现营养不良、体重不足、贫血和骨质疏松等。靠正餐不能满足摄入需求量的老年人，可以通过少量多餐进食、适当补充零食来增加能量摄入，保证足够的能量和营养素摄入。

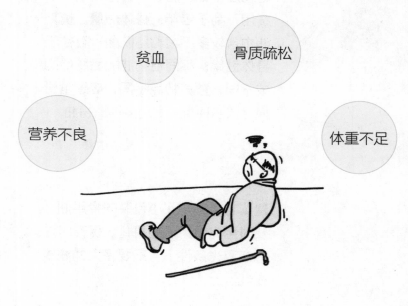

贫血

骨质疏松

营养不良

体重不足

老年人消化吸收功能减退

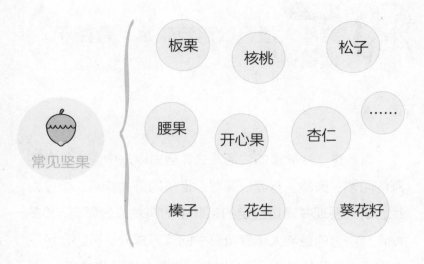

　　坚果富含多种有益脂肪酸、蛋白质、矿物质、维生素E和B族维生素，每周吃适量（约50克）坚果，有利于老年人心脏健康。

坚果属于高能量食物，适量摄入有益健康，但能量应计入一日三餐的总能量中。坚果的脂肪含量高，若不知不觉中摄入过多，易导致能量摄入过剩，特别对于消化功能减退的老年人，应摄入适量。

老年人适量饮用淡茶水，有益于血管健康

　　饮茶是一种健康的生活方式，自古以来中国人就有饮茶的习惯。天然、营养、保健，是茶的最大特点。迄今为止，研究发现并通过鉴定的茶叶中的有效成分就有300多种，其中有的是与人体健康有关的营养成分，有的是可以防治疾病的药效成分，更多的是两者兼有的保健成分。

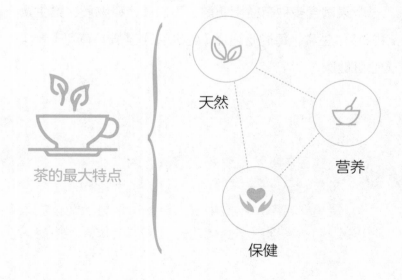

茶的最大特点

天然

营养

保健

1 茶作为保健饮料，对人体有许多益处。茶叶能消除疲劳、提神醒脑、去油解腻，现代研究还发现茶叶有提高免疫功能、抗氧化、抗癌、美容、抗辐射等作用。

2 茶叶中的鞣酸、单宁等物质不利于营养物质的吸收，特别是在茶水浓度较高时，会影响铁、蛋白质的吸收。因此，建议老年人喝淡茶，即全天使用的茶叶量不超过3克。饮用淡茶水既可以给身体提供大量水分，还能通过摄取茶水中的有益化学成分起到保健功效，而且茶叶的清香能让人心情愉悦，提高老年人的生活质量。

3 茶叶中所含的茶多酚、儿茶素等活性物质，有助于血管保持弹性，并能消除动脉血管痉挛，防止血管破裂。有研究显示，长期饮茶可能对预防心血管疾病和某些肿瘤有一定益处。

饮茶的时间需要特别注意，餐前饮茶会冲淡胃液，影响食欲，不利于食物的消化吸收；睡前饮茶可能会引起老年人难以入睡，或者睡眠质量降低。

素养24

钙并非补得越多越好

老年人饮食量明显减少，各种营养供应不足，运动和户外活动减少，易引起体内缺钙。再加上内分泌功能逐渐衰退，性激素分泌减少，易导致骨骼出现退行性病变，骨质变得疏松，出现颈椎、腰椎骨质增生、腰腿疼痛等。及时加强钙的补充，对老年人身体健康、延年益寿有重要的作用。

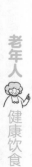

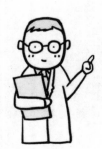

补钙不能过量，老年人大量补钙会使血钙浓度过高，没有及时排出体外的钙可能沉积在肝、肾等重要器官组织中，形成结石。钙磷的摄入比例对钙的吸收利用率影响较大。如果补钙的同时摄入过多磷，会生成不溶于水的磷酸钙排出体外，导致钙的流失。

饮食补钙

日常膳食中，老年人应该注意多吃含钙丰富的食物，如奶及奶制品、豆类制品、虾、鱼、青菜、水果等。"喝骨头汤补钙"的做法不可取，骨头汤中含钙量并不高，而是含有很多脂肪，属于高脂肪、高嘌呤食物。

钙剂补充

老年人可以根据自身状况，在医生指导下服用钙剂补充钙的摄入。少量多次补钙，吸收利用效果更好。补充钙剂的同时可适当补充镁，最好选择不含磷的钙剂。

老年女性更容易出现骨质丢失严重、骨质疏松的情况，可适当口服雌激素，改善和调节体内代谢，增加钙吸收和储存，强壮骨骼。

增加户外锻炼

在户外接受紫外线照射，可获得维生素D，有助于钙的吸收。老年人要适量增加户外锻炼，多晒太阳，平均每天1小时。

烹调食物时煮软烧烂，避免发生吞咽障碍

1　将食物煮软烧烂，可制成软饭、稠粥、细软的面食等。

2　食物切小切碎，烹调时间长一些，保证食物柔软。蔬菜可切成小块或做成馅食用，适当延长烹饪时间，让蔬菜更易咀嚼消化。

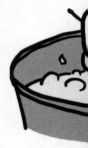

3　肉类食物可制成肉丝、肉片、肉糜、肉丸；鱼虾类可做成鱼片、鱼丸、鱼羹、虾仁等，让食物更易咀嚼和消化。

体弱的老年人咽部肌肉软弱无力、协调功能差，容易出现吞咽困难，进而引起呛咳、误吸、吸入性肺炎，甚至窒息、死亡，严重影响老年人的生活质量。通过烹调和加工改变食物质地和结构可以有效降低吞咽的难度，改善老年人的营养状况和生活质量。

4 坚果、杂粮等坚硬的食物碾碎成粉末或细小颗粒，如芝麻粉、核桃粉、玉米粉等。

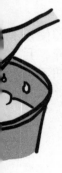

5 含果胶和水分较多的新鲜水果质地细软，还有利于润肠通便，如草莓、猕猴桃、香蕉等，老年人可以多选用。质地较硬的水果或蔬菜可以粉碎、榨汁或煮软后食用。

6 多采用炖、煮、蒸、烩、焖、烧等烹调方法，少用煎炸、熏烤的方法。

吞咽障碍老年人

推荐食物	描述
软食	• 食物细软、不散、不黏 • 食物颗粒≤1.5cm×1.5cm • 易咀嚼，或能用牙龈咀嚼 • 每天4~5餐

轻度咀嚼困难的老年人

半流质	食物湿润有形状，即使没有牙齿也可用舌头压碎，且容易形成食团，在咽部不会分散开，容易吞咽

中度咀嚼困难或轻度吞咽困难的老年人

糊状饮食	• 食物粉碎成泥状，无需咀嚼，易吞咽 • 通过咽和食管时易变形且很少在口腔内残留

明显吞咽困难的老年人

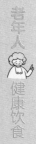

的食物推荐

| | 适宜选用食物 | 不宜选用食物 |

适宜选用食物

- 蒸煮烤软烂的米面食物及制品
- 易煮软的叶菜、薯芋类、茄果类食物
- 质地松软的新鲜水果
- 去刺和骨的鱼虾畜禽肉类
- 碎软的坚果和豆类及制品
- 各类乳制品

不宜选用食物

- 煎、炸、烤的食物
- 坚硬、圆形及黏性大、易引起吞咽窒息危险的食物
- 富含粗纤维的蔬菜
- 带刺带骨的动物性食物
- 未经碎软的豆类和坚果

- 蒸煮烤松软的半固体米面食品及制品
- 易煮软的叶菜、薯芋类、茄果类食物
- 柔软切碎、食物颗粒≤0.6cm×0.6cm的水果
- 去刺和骨后切碎的鱼虾肉类
- 各类乳制品

同上

- 各类食物蒸煮后，经机械粉碎加工成泥状食物
- 质地细腻均匀，稠度适中
- 不易松软，不分层、不粘牙、能在勺子上保持形状

- 有颗粒的米面食物和制品
- 未经粉碎的鱼虾肉蛋类、蔬菜、水果、豆类及制品
- 含有果粒的酸奶

素养26

合理烹调，少煎炸

　　过多油脂摄入会增加慢性疾病发生的风险，烹调时选用少油的烹调方式，如蒸、炖、煮、煨、炒、微波等，少用炸、煎、烧、烤等烹调方法。

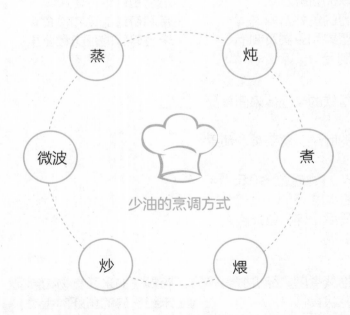

少油的烹调方式

油炸

1 高温油炸会使食物中的营养素遭到破坏。

2 高温油炸或烧烤时，食物中的蛋白质、脂肪会产生一些具有致癌性的化合物。

3 油炸后，食物的脂肪含量会显著增加。

减少烹调油摄入量的方法

1 烹调时少放油，适当使用其他调味品。将全家每天食用的烹调油倒入量具，坚持定量用油，控制用油总量。

2 炒菜时不要用"明油"，炒菜过程中不要二次放油。

3 每餐至少有一个凉拌菜或蘸酱菜，减少烹调油使用量。

4 少吃油炸的肉类、油炸的主食、油炸的点心。

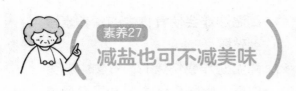

减盐也可不减美味

60岁以上或有家族性高血压的人，对食盐摄入量的变化更敏感，膳食中的食盐如果增加或减少，血压也会随之变化。吃盐过多可导致高血压，年龄越大这一危害也越大。

烹调

烹调时不要加入过多食盐等调味品来增加食物的滋味，应尽可能保留食材的天然味道。

烹调时放少许醋，可以提高菜肴的鲜香味，有助于适应少盐食物。

烹调食物时加入花椒、八角、辣椒、葱、姜、蒜等天然调味料来调味，减少对咸味的依赖。

高血压风险较高的人群，可以使用高钾低钠盐，满足对咸味的需求，而且减少了钠的摄入。

减盐五招

1　使用限盐勺，量化用盐，逐渐减少用盐量。

2　烹调时多用醋、柠檬汁、香料、姜等调味，替代一部分盐和酱油的用量。

3　烹调肉类时比烹调蔬菜用盐更多，适量食用肉类可减少盐的摄入。

4　多用蒸、烤、煮等烹调方法，享受食物天然的味道，不是每道菜都需要加盐。

5　少吃零食，选购时看清标签，拒绝高盐食品。

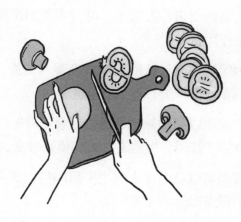

老年人吃饭时细嚼慢咽，减轻胃肠负担，有助消化吸收

70岁时人体的咀嚼能力降至青年时期的一半。牙齿全部或大部分脱落的老年人，出现行动不便和营养不良的风险增加。义齿的咀嚼效率明显低于正常天然牙齿，如果老年人全口义齿，其咀嚼效率仅为正常天然牙齿的20%。

老年人进餐时应该细嚼慢咽，每餐用餐时间在30分钟左右。

- 通过牙齿细嚼，食物被磨碎，可以与唾液充分接触，促进食物更好地消化，减轻胃肠负担，营养物质的吸收效果更好。

- 充分咀嚼时促进唾液分泌，唾液中的溶菌酶能更好地发挥杀菌作用。

- 防止因咀嚼吞咽过快而造成食物误入气管，引起老年人呛咳或吸入性肺炎，甚至发生窒息。

- 细嚼慢咽可以帮助味觉敏感性显著下降的老年人更好地感受食物的味道，增强进食时的美好感受。

- 细嚼慢咽可以让老年人的咀嚼肌肉得到更多锻炼，并有助于刺激胃肠道消化液分泌。

选择适合自己的运动方式，多做户外活动

《中国居民膳食指南（2016）》建议，老年人应该天天运动，尤其是多一些户外运动。在户外，人体接受紫外线照射，有助于体内维生素D的合成，对预防或延迟骨质疏松的发生有很大益处。

老年人运动时应掌握以下原则。

安全 重视自身体力和协调功能下降的生理变化，避免剧烈、危险的项目和动作，确保运动安全性。

全面 多种运动项目和能活动全身的项目可以使全身各关节、肌肉群和身体多个部位得到锻炼，有益于老年人健康。

自然 运动时不宜负重憋气、过分用力、头部旋转摇晃，可能引发头晕、昏厥、脑血管意外、摔倒等，运动方式宜自然、简便。

适度 老年人要根据自身健康状况、生理特点选择适合自己的运动强度、时间和频率。

顺应 不需要刻意地一味坚持运动，根据自身身体情况和自然条件随时调整运动方式。

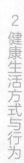

老年人运动注意事项

● 应做全面身体检查，评估健康状况，合理选择运动。

● 了解运动前后脉搏情况，与晨起时基础脉搏做对比。

● 运动量由小到大，循序渐进。

● 患有慢性病的老年人结伴或有人陪同锻炼，随身携带自救卡。

● 不能空腹运动，运动后不宜暴饮暴食，清淡、低能量饮食为主。

● 以稍出汗、稍有疲倦感为度，不要大量出汗，避免虚脱。

● 运动后休息片刻再洗热水澡，促进新陈代谢和血液循环，消除疲劳。

● 根据自身情况及时调整运动计划。

● 每次运动前后做几分钟的准备活动和整理活动。

● 选择有益身心健康的运动方式。

● 运动的最佳时间是每天下午4:00-6:00。

素养30

饭后不要急于饮水、吃水果、散步，不利于消化

饭后急于饮水

饮水会稀释胃液，饭后大量喝水会使胃中的食物还没来得及消化就进入了小肠，同时削弱了胃液的消化能力，容易引发胃肠道疾病。特别是对于消化功能减退的老年人而言，更不利于食物消化吸收。

饭后急于吃水果

当食物进入人们的胃以后，必须经过一到两个小时的消化过程，才能缓慢排出。刚吃入的不易消化的脂肪、蛋白质还"堵"在胃里，饭后立即吃水果会使水果在胃里"驻扎"时间过长，影响消化功能。建议老年人将水果放在两餐之间吃。

饭后急于散步

很多老年人习惯吃完饭就出门散步，这种做法其实对消化系统的健康并不利。从消化生理功能来说，饭后胃正处于充盈状态，饭后适当休息一下，可保证胃肠道充足的血液供应以及消化液的正常分泌。餐后马上散步不利于食物充分消化。

素养31

体重过低或过高时，科学调节
膳食，循序渐进地使体重恢复
至适宜范围

消瘦老年人增加体重的方法

1 除一日三餐外，增加2～3次加餐，通过增加餐次和食物花色品种，提高食欲，增加食物摄入量。

2 适当吃些能量较高、喜欢吃的零食，如牛奶、坚果、饼干、蛋糕、糖分含量高的水果等。

3 适当运动可增进食欲，有利于食物消化和吸收。

4 调节心情，保持良好的心态，保证充足睡眠。

5 定期监测体重变化，及时调整和严格执行增重计划。

超重和肥胖老年人控制体重的方法

1 控制总能量摄入。蔬菜、水果、果胶、魔芋等低能量食品可自由选择进食，糖果、甜点心、含糖饮料等食品严格限制摄入，每餐吃七八分饱。

2 多喝些绿豆、红豆、玉米等杂粮粥，增加膳食纤维摄入，减少能量摄入，有助于老年人血糖平稳。

3 尽量减少烹调用油，以及肥肉、动物油脂、动物脑及内脏等含饱和脂肪酸和胆固醇多的动物脂肪摄入。

4 少喝含酒精的饮料。

5 坚持每天步行，以每分钟90步的速度每天走1~2小时，可分次完成，每次不少于15分钟。

6 要有毅力、有恒心、有耐心，适时调整饮食和运动方案，直到体重达到健康体重范围。

3

基本技能

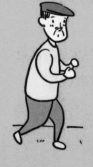

主食不选过于精白，降低糖尿病风险

食用过多精白淀粉类食品不利于预防各种慢性病。 精白米面的加工过度，维生素、矿物质、膳食纤维等营养物质损失严重，营养价值不断降低，血糖反应越来越高。老年人体力活动减少，器官功能下降，胰岛素敏感性下降，血糖控制能力降低，摄入过多精白米面会显著增加糖尿病风险。

控制血糖，多吃五谷杂粮类食物是关键。

多数五谷杂粮类食材经过烹调后的餐后血糖反应都明显低于白米饭、白馒头，而且维生素、矿物质含量是精白米面的几倍到十几倍。

五谷杂粮类食物富含膳食纤维，经常摄入能够帮助肠道菌群维持健康状态。

白米饭、白馒头

五谷杂粮

餐后血糖

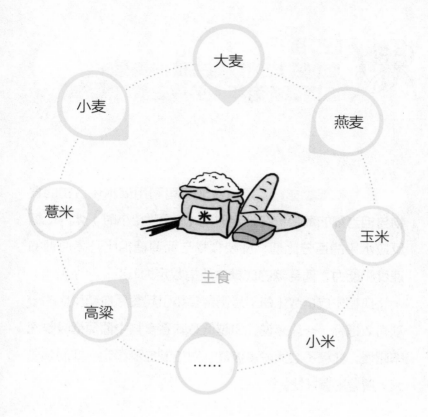

小麦、大麦、燕麦、玉米、小米、高粱、薏米等可直接作为主食食用，还可以制成杂粮面包、杂粮饼干、杂粮糕点等，或与蔬菜、肉蛋类食物搭配制成馅料，做成包子、饺子等。

红豆、绿豆、芸豆、花豆等杂豆也可以作为主食食用，马铃薯、红薯经蒸、煮或烤后也是作为主食很好的选择。

血糖生成指数与主食种类有关，血糖高的老年人选择主食时需注意

　　食物血糖生成指数是指含50克可利用碳水化合物的食物与相当量的葡萄糖在一定时间（一般为2小时）体内血糖反应水平的百分比值，反映食物与葡萄糖相比升高血糖的速度和能力。葡萄糖的血糖生成指数定为100。

　　血糖生成指数（GI）是衡量食物引起餐后血糖反应的一项有效指标。一般来说，GI越低意味着食物中葡萄糖吸收速率越慢，血糖不会大幅度波动，对控制血糖稳定、抑制胰岛素大量分泌有好处。

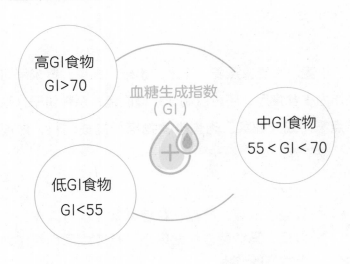

高GI食物
GI>70

血糖生成指数
（GI）

中GI食物
55＜GI＜70

低GI食物
GI<55

谷类加工越精细则GI越高，同一种食物不同的烹调方法会影响血糖水平，不同食物的混合搭配也会对血糖生成指数有一定影响，血糖偏高的老年人或老年糖尿病患者日常膳食中选择主食时需注意。

消化吸收速度快	・精白米、富强面粉、白面包、米糕、米粉、年糕、精白挂面、点心面包、甜蛋糕、甜饼干等都属于典型的高GI食物，消化吸收速度极快。 ・质地疏松的发酵食品、膨化食品消化吸收速度快。
消化吸收速度慢	・粗粮、豆类的GI较低，消化吸收速度较慢。 ・质地紧密的通心粉、炒米、干豆类等消化吸收速度慢。

老年人饮食需要注意选择含粗粮、杂粮的食物，燕麦、荞麦是经典的低GI食品。把粮食类食物搭配牛奶、鸡蛋、豆类、豆制品一起食用，或者加醋佐餐，有利于降低血糖反应水平。

要尽量避免吃加糖的主食。在家里制作甜味主食时，最好用木糖醇、低聚糖等非糖甜味剂代替白糖。

常见主食食物的血糖生成指数

食物名称	GI
大米饭	83
馒头（富强粉）	88
白面包	106
面包（全麦粉）	69
烙饼	80
油条	75
玉米（甜，煮）	55
小米饭	71
荞麦面条	59
土豆（煮）	66
马铃薯泥	73
甘薯（红，煮）	77
芋头（蒸）	48

血糖高的老年人适当选用水果，少吃含糖量高和血糖生成指数高的水果

血糖偏高的老年人或老年糖尿病患者不要一概排斥水果，可以合理选用多种水果，水果种类和用量需要特别注意。

选择水果的主要依据是血糖生成指数和血糖负荷。低血糖生成指数（GI）食物在胃肠道停留的时间长，葡萄糖释放缓慢。GL是将摄入碳水化合物的质量和数量结合起来评估膳食总的血糖效应的指标。一般认为GL≥20时为高GL，提示食用相当重量的食物会对血糖影响明显。

基于GI与GL这两个指标，血糖偏高的老年人可以食用的水果

樱桃（GI=22，GL=2.2）

李子（GI=24，GL=2.1）

柚（GI=25，GL=2.4）

鲜桃（GI=28，GL=3.4）

梨（GI=36，GL=4.8）

苹果（GI=36，GL=4.9）

柑橘（GI=43，GL=5.1）

西瓜（GI=72，GL=4.2）

3 基本技能

为了更有效地控制血糖，血糖高的老年人吃水果时应注意以下几点。

1 生的、青的水果利于血糖控制。水果对血糖的影响与吃的方式有很大关系，煮熟后或熟透了的水果对血糖影响更明显，血糖高的老年人尽量少吃。

2 榨汁水果血糖反应更高。榨成果汁会损失一部分膳食纤维，血糖反应一般高于完整水果。

3 水果罐头不要吃。不能用水果罐头代替水果，为改善甜度和口感，罐头中一般会添加大量的糖分。

4 浓缩加工水果不要吃。为了使其口感酸甜适宜，山楂片、杏干中的糖含量远远比原果实中的要高，不利于血糖控制。

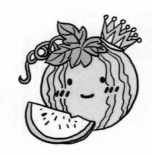

"无糖食品"不是真的无糖，选购时能避开"甜蜜"陷阱

"无糖食品"并不是真正没有甜味的食品，而是指不含蔗糖（甘蔗糖和甜菜糖）、葡萄糖、麦芽糖、果糖等精制糖，而含有木糖醇、山梨醇、麦芽糖醇、甘露醇以及阿斯巴甜、甜菊糖等食糖替代品生产加工的甜食品。

一　糊精作为蔗糖的替代品，虽然其口味不甜，但作为淀粉的水解产物，它也能在人体中水解为葡萄糖，其升高血糖的速度甚至高于蔗糖。

二　阿斯巴甜虽然既不升高血糖也不会增加能量，但是易产生不耐受或过敏症状。

选购无糖食品时，应看清包装上的配料表。有的无糖食品虽标明不含蔗糖，但配料表中却标有糊精、麦芽糖、玉米糖浆，这些物质都属于水解淀粉物，对于控制血糖都没有帮助，吃多了反而会成为"健康杀手"。

控制糖摄入的有效方法

- 培养清淡饮食习惯。

- 少喝含糖饮料，多喝水。

- 喝饮料时选择少糖或无糖的饮料。

- 少吃甜食、点心。

- 添加糖提供的能量比例控制在每日10%之内。

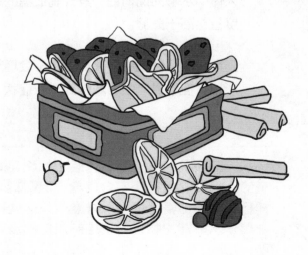

素养36

正确对待"降压食物"，均衡膳食更重要

随着年纪的增长，血压的升高是正常现象。高血压的成因十分复杂，与饮食相关的因素包括肥胖、饮酒、高盐等，这些因素都会增加患高血压的风险或加重高血压症状。

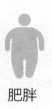

肥胖

高血压成因相关的饮食因素

高盐

饮酒

《中国高血压防治指南》指出，增加蔬菜、水果摄入量，有助于血压控制。因为果蔬中含有丰富的膳食纤维、钾、镁、叶酸、维生素C、多酚等物质，这些物质对于血压控制是有好处的。

目前没有足够的科学证据证实某些所谓的"降压食物"能降血压，任何单一食物都不可能起到降压的效果。所以，要正确认识食物对于血压的影响。

食用高钠蔬菜时，注意少放盐，或不放盐，同时减少其他食物中的盐，避免钠摄入过量。

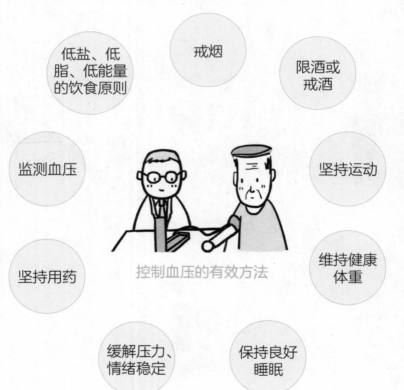

低盐、低脂、低能量的饮食原则

戒烟

限酒或戒酒

监测血压

坚持运动

坚持用药

控制血压的有效方法

维持健康体重

缓解压力、情绪稳定

保持良好睡眠

高血压患者需注意食物中的"隐形钠"

《中国居民膳食指南（2016）》指出，每人每天盐的摄入量不应超过6克，不仅包括炒菜做饭时添加的"食盐"的量，还包括许多食物中的"看不到的盐"。

看不到的盐

调味品，如酱油、蚝油、味精、鸡精、食醋、沙拉酱、豆瓣酱等，都含有盐的成分

咸菜、火腿、腌肉、香肠等加工食品，在腌制过程中需要加入大量的盐

饼干、牛肉干、薯片等零食，制作过程中会添加含钠的食品添加剂

3 基本技能

以上这些对身体而言都是"盐"。

高盐的食物可能会损伤肾脏等器官的正常功能，影响身体健康，所以控制盐的摄入十分重要。平时应做到清淡饮食，少吃高盐的加工食品；烹调时尽量在食物出锅前再加食盐调味；饭后不要用炒菜的菜汁冲汤食用；购买加工食品时要多留意食品营养标签上钠的含量。

酸味是咸味的增强剂，而甜味是咸味的减弱剂。因此烹调时应尽量少放糖，可以尝试加点柠檬汁，这样可以让咸味明显，而事实上并没有增加盐量。

调味品和加工食品中的钠含量

食品名称	钠 （毫克／100克）	食品名称	钠 （毫克／100克）
酱油	5757	方便面	400～800
豆瓣酱	6012	饼干（咸）	697
腐乳（红）	3091	海苔	1599
榨菜	4253	薯片	508
味精	8160	麦片	318

只靠清淡饮食不能有效控制血脂升高

饮食清淡，并不等于吃肉少，即使不吃肉，每天也避免不了摄入大量油脂。中国人饮食口味较重，常吃咸味的腌制食物。这些因素都易导致高血脂、高血压等疾病的发生。

血液中的胆固醇有两个主要来源，膳食摄入的外源性胆固醇仅占体内合成的内源性胆固醇的1/7～1/3。也就是说，清淡饮食仅解决了外源性胆固醇的摄入问题，最多只减少1/3的胆固醇，另外2/3的胆固醇没有解决。因此，即使每天清淡饮食，血脂也可能居高不下，只靠清淡饮食不能有效控制血脂升高。

血液中的胆固醇

外源性
胆固醇
1/3

内源性胆固醇2/3

胆固醇升高的其他因素

疾病

糖尿病、痛风、甲状腺功能减退、肾病综合征等疾病都可能导致胆固醇水平升高。

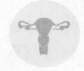

女性更年期

女性在更年期后雌激素水平下降，易出现胆固醇升高。

肠道

肠道吸收胆固醇能力强，血液中胆固醇含量就会升高。

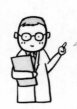

如果长期血脂偏高，通过调整膳食、加强运动等生活方式干预不能使血脂降到正常水平，需到医院进行检查，排除可能引起血脂升高的疾病。单纯的高胆固醇血症，可在医生指导下服用他汀类药物降低血脂水平。

老年人
健康饮食

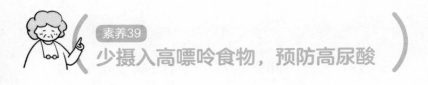

少摄入高嘌呤食物，预防高尿酸

嘌呤会在人体内氧化成尿酸，高尿酸血症可导致痛风性关节炎、痛风石、肾结石、痛风性肾病、慢性肾功能衰竭，还会引起高血压、糖尿病、心肌梗死等疾病。老年人在日常膳食中控制食物嘌呤摄入量对有效控制尿酸水平至关重要。

嘌呤含量	食物类别	食物清单
超高嘌呤食物（嘌呤含量大于150毫克/100克）	动物内脏	肝、肾、脑、脾、肠等
	部分水产品	带鱼、鲶鱼、鲢鱼、鲱鱼、沙丁鱼、凤尾鱼、基围虾等
	部分汤	浓肉汤、浓鱼汤、海鲜火锅汤
中高嘌呤食物（嘌呤含量为75~150毫克/100克）	各种畜肉	猪、牛、羊、驴肉等
	禽肉	鸡、鸭等
	部分鱼类	鲈鱼、鲤鱼、鲫鱼、草鱼等

嘌呤含量	食物类别	食物清单
中高嘌呤食物 （嘌呤含量为75~150毫克/100克）	甲壳类	牡蛎肉、贝肉、螃蟹等
	干豆类	黄豆、黑豆、绿豆等
中低嘌呤食物 （嘌呤含量为30~75毫克/100克）	深绿色嫩茎叶蔬菜	菠菜等绿叶菜、芦笋等嫩茎
	花类蔬菜	白色菜花等
	嫩豆类蔬菜	毛豆、嫩豌豆等
	部分水产类	三文鱼、金枪鱼等
	大豆制品	豆浆、豆干、豆皮、腐竹、豆腐等
低嘌呤食物 （嘌呤含量＜30毫克/100克）	奶类	牛奶
	蛋类	鸡蛋等
	浅色叶菜	大白菜等
	根茎类蔬菜	土豆、芋头、白薯、木薯
	茄果类蔬菜	番茄、茄子等
	瓜类蔬菜	冬瓜等
	部分杂粮	小米、荞麦、燕麦
	水果	葡萄、苹果、草莓等
	精米白面	米饭、馒头等

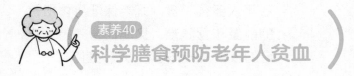

科学膳食预防老年人贫血

老年人贫血比较常见，铁摄入不足是造成贫血的一个重要原因，通过积极进食、合理调整膳食结构来增加铁摄入，是预防缺铁性贫血的有效方法。许多感染性疾病、慢性疾病也会导致老年人贫血，这种情况下应在积极治疗原发病基础上，进行合理的营养调节，降低贫血的危害。

增加食物摄入	＞	增加主食和各种副食品的摄入量，保证能量、蛋白质、维生素B$_{12}$、维生素C、铁及叶酸的供给，提供造血的必需原料。

调整膳食结构	＞	适当增加瘦肉、禽、鱼、动物肝脏和血等动物性食物的摄入量；增加富含维生素C的新鲜水果和绿色蔬菜等植物性食物的摄入；多吃鸡肝、猪肝、瘦肉、蛋黄、海带、黑芝麻、蘑菇、芹菜等富含铁的食物。饭前、饭后1小时内不饮用浓茶、咖啡，避免干扰食物中铁的吸收。

3
基本技能

| 增加餐次 > | 老年人多餐少食，既能保证身体所需的能量和营养素，又能让营养得到充分的吸收，一天吃4~5餐为宜。 |

| 适当使用营养素补充剂 > | 若有些老年人每天无法从膳食中获取充足的营养素，可以有选择性地使用营养素补充剂，如铁、B族维生素、维生素C等。 |

| 选用含铁的强化食品 > | 食物强化是改善人群铁缺乏和缺铁性贫血最经济、最有效的方法，老年人可以多食用强化铁的酱油、强化铁的面粉等。 |

| 积极治疗原发病 > | 许多老年人有不同程度的慢性病，这些慢性病也会导致或加重贫血，及时到医院查明病因，积极治疗原发性疾病十分必要。 |

合理选择高钙食物，预防老年骨质疏松

我国老年人膳食钙的推荐摄入量为每天1000毫克，而实际摄入量不到推荐量的一半。钙摄入不足与骨质疏松的发生和发展有密切关系，因此老年人应特别注意摄入含钙量高的食物，预防骨质疏松。

奶类及奶制品

芝麻

豆制品
（豆腐、豆腐干等）

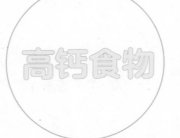

高钙食物

黑木耳

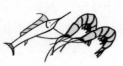

海产类（海带、虾、螺、贝）

高钙低草酸蔬菜（芹菜、油菜、紫皮洋葱、苣荬等）

3 基本技能

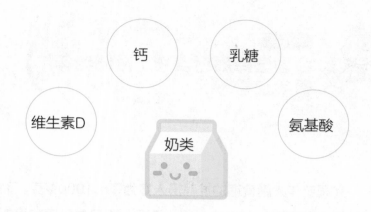

钙　乳糖　维生素D　氨基酸　奶类

奶类含钙量高，钙磷比例合适，含有维生素D、乳糖、氨基酸等促进钙吸收的因子，吸收利用率高，是膳食优质钙的主要来源。

老年人要保证每天摄入300克鲜牛奶或相当量的奶制品，可以采用多种奶类食品组合的方式。

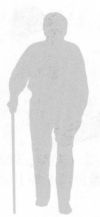

每天150～200克鲜牛奶和150克酸奶

- -

或每天25～30克全脂奶粉和150克酸奶

- -

或每天150～200克鲜牛奶和20～30克奶酪

素食老年人保证充足食物摄取，避免营养不良

　　素食的营养不如荤素搭配的膳食营养全面，长期素食易出现营养物质缺乏，对于进食量少，但营养需求并不少的素食老年人，需要注意保证充足食物的摄入，补充身体所需的足量营养。

1　谷类为主，食物多样，适当增加全谷类食物摄入。

2　增加大豆及其制品的摄入量，每周约100克，宜选用发酵豆制品。

3　常吃坚果、海藻和菌菇。

4　摄入充足的新鲜蔬菜、水果。

改变饮食方式、增加运动量，有效改善老年人便秘

便秘表现为排便次数减少（每周排便＜3次）、粪便干硬和（或）排便困难。排便困难包括排便费力、排便不尽感、排便费时和需手法辅助排便。慢性便秘指便秘的病程为6个月以上。

老年人可从饮食和运动方面采取措施改善便秘症状。

- 增加富含膳食纤维的食物，多摄入全谷物、蔬菜、菌藻类和水果。

- 增加饮水量，养成定时饮水的良好习惯，每天清晨饮一杯温开水或蜂蜜水，刺激胃结肠反射，促进肠蠕动。

- 多吃酸奶等富含益生菌的发酵食物，维持肠道健康菌群。

- 适当增加花生油、芝麻油或含油脂高的芝麻、葵花籽、核桃的摄入，润肠通便。

- 少吃辛辣刺激性食物。

- 增加运动，如散步、打太极、跑步、腹部按摩等，避免久坐。

增加优质蛋白质摄入，延缓肌肉衰减

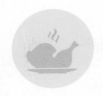

吃足量的肉

动物性食物（鱼、虾、禽肉、猪牛羊肉等）都含有消化吸收率高的优质蛋白质，并且含有多种微量营养素，对维持老年人肌肉合成十分重要。老年人每天应吃畜肉类50克，鱼虾、禽类50~100克。

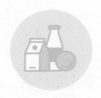

每天喝奶

牛奶中的乳清蛋白对促进肌肉合成、预防肌肉衰减很有益处。牛奶中钙含量较高，且吸收利用率较高。老年人每天保证摄入300克鲜牛奶或相当量的奶制品，有高血脂或超重的老年人可选择低脂奶、脱脂奶及其制品。乳糖不耐受的老年人可饮用低乳糖奶或酸奶。

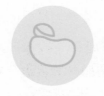

每天吃大豆及豆制品

老年人每天应进食一次大豆及豆制品，增加蛋白质摄入量。

3 基本技能

增加优质蛋白质摄入，蛋白质摄入均匀分配至三餐，每餐应有优质蛋白质。

 多吃海鱼、海藻等富含ω－3多不饱和脂肪酸的食物。

 增加户外活动时间，多晒太阳，适当增加动物肝脏、蛋黄等维生素D含量较高食物的摄入。

 增加深色蔬菜和水果以及豆类等富含抗氧化营养素食物的摄入，或适当选用营养素补充剂。

 每周至少3次抗阻运动，如举哑铃、拉弹力带等，每次20～30分钟，增加日常活动量，减少静坐或静卧。

老年人健康饮食

充分了解所服用药物的饮食禁忌

在服用西药时，除了需要忌饮酒、忌饮茶外，有些食物也会影响药物的药效，应该忌食。

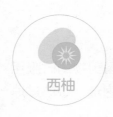

西柚

西柚中某些成分与降压药硝苯地平合用时，可引起心动过速、血压过低；与调脂药辛伐他汀同服时，会引起肌肉疼痛或加大横纹肌溶解的发生率。

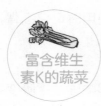

富含维生素K的蔬菜

维生素K会降低华法林的抗凝效果，使血栓发生率增加。因此，服用华法林时忌食菠菜、卷心菜、生菜等富含维生素K的深色绿叶蔬菜。

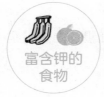

富含钾的食物

卡托普利、氯沙坦等降压药物可使血钾升高，若此时再吃大量香蕉、橙子等富含钾的食物，可使高血钾的发生率增大。

3
基本技能

服药期间不能饮酒，以免降低药效或增加药物不良反应

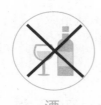

酒

酒与多种药物都会有相互作用，使药物不良反应发生率有所增加。

1 酒与头孢曲松、甲硝唑等抗菌药物同时服用时，可引起面部潮红、呼吸困难、心动过速等症状，还可导致死亡。

2 酒与阿司匹林等解热镇痛药同用时可提高胃溃疡的风险。

3 饮酒后服用镇静催眠药可引起嗜睡、呼吸变慢，严重者可因呼吸中枢的强烈抑制发生呼吸衰竭，甚至死亡。

4 饮酒后服用降糖药可引起低血糖，是十分危险的。